H ENRI BRIN

Ancien interne des Hôpitaux de Paris
Ancien aide d'Anatomie à la Faculté de Paris
Professeur de Pathologie externe à l'École de Médecine d'Angers
Chirurgien de l'Hôpital

De la Rachistovaïnisation

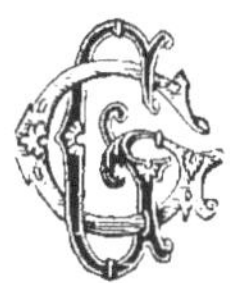

ANGERS

GERMAIN & G. GRASSIN, IMPRIMEURS-ÉDITEURS

G. GRASSIN, Successeur

40, rue du Cornet et rue Saint-Laud

—

1909

Henri BRIN

Ancien interne des Hôpitaux de Paris
Ancien aide d'Anatomie à la Faculté de Paris
Professeur de Pathologie externe à l'École de Médecine d'Angers
Chirurgien de l'Hôpital

— —

De la Rachistovaïnisation

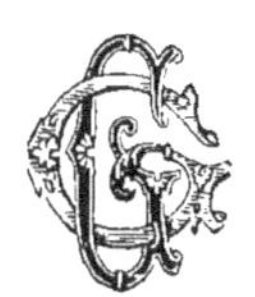

ANGERS

GERMAIN & G. GRASSIN, IMPRIMEURS-ÉDITEURS

G. GRASSIN, Successeur

40, rue du Cornet et rue Saint-Laud

—

1909

De la rachistovaïnisation [1]

La rachistovaïnisation est une méthode d'anesthésie qui est basée sur l'action de la stovaïne portée au contact des racines médullaires et de la moelle elle-même.

Son histoire date d'hier et, pourtant, bien longue déjà est la liste des travaux parus à son sujet. Leur énumération en serait fastidieuse ; mais, comme notre Société ne s'est jamais occupée jusqu'ici de l'anesthésie lombaire, je dois, au moins, mentionner les noms qui jalonnent ses principales étapes.

Quincke, en 1891, découvrait la ponction lombaire et en montrait les avantages en même temps que l'innocuité. Vous savez combien, à l'heure actuelle, elle est d'usage courant.

L'idée de porter par cette voie des substances médicamenteuses au contact de la moelle devenait dès lors logique. Il semble bien que l'américain *Corning* l'ait eue le premier, même avant la découverte de Quincke.

Déjà, en 1886 et en 1888, il avait cherché à réaliser sur les chiens l'anesthésie lombaire avec la cocaïne. Plus tard, il réussissait, chez un homme, à provoquer une paraplégie temporaire et une anesthésie des membres inférieurs et

[1] Communication faite à la Société de Médecine d'Angers le 4 mars 1908, quelques jours avant la discussion de la Société de Chirurgie. Les faits versés à cette discussion par différents chirurgiens sont de nature à rendre prudent, et à restreindre les indications de l'anesthésie lombaire.

du périnée au moyen d'une piqure cocaïnique passant entre la 11e et la 12e vertèbre dorsale. Malheureusement pour Corning, ses travaux passèrent inaperçus, et *Bier*, en 1899, pouvait croire qu'il découvrait la rachicocaïnisation ; de fait, il la décrivait si complètement que la méthode porte à bon droit son nom. Il est juste d'ajouter que les recherches d'*Odier* avaient également préparé les voies et que la recherche de l'anesthésie lombaire préoccupait en même temps plusieurs savants, dont mon excellent ami *Sicard*, et M. *Tuffier*. Celui-ci employa le premier la méthode en France. Vous gardez tous le souvenir du talent qu'il mit à la défendre. Depuis lors, les travaux se multiplient, d'abord très enthousiastes, puis plus réservés. C'est qu'en effet la méthode offre des inconvénients ; de plus, elle peut être dangereuse et même mortelle ; elle est de plus en plus attaquée, et mon maître *Legueu* vient lui donner le coup de grâce avec ses deux cas de mort.

Au cours des discussions où sombrait la méthode, on avait pourtant précisé quelques points très importants de sa technique. *Guinard*, appuyé sur les recherches de Ravaut et Aubourg, démontre que les accidents de céphalée, d'hyperthermie sont dus à deux causes principales : l'hypertension du liquide céphalorachidien et la méningite aseptique irritative. Il fait disparaître la première en évacuant préventivement, ou même après l'opération, une certaine quantité de liquide céphalorachidien. Reste l'irritation méningée démontrée par l'aspect trouble du liquide céphalorachidien, et par la leucocytose polynucléaire. La *pluie diapédétique* des leucocytes est en rapport direct avec l'intensité des accidents et il est de toute nécessité de savoir ce qui la provoque. De multiples examens montrent que la ponction lombaire simple n'est pas coupable. C'est donc le liquide injecté, et Guinard démontre que dans ce liquide c'est l'eau qui est surtout nocive, l'eau non isotonique avec le liquide céphalorachidien. Il fallait donc supprimer l'eau le plus possible et Guinard proposa des *solutions concentrées* à 1/10 dont il mélangeait seulement quelques gouttes avec le liquide rachidien avant de les injecter. Bientôt, pour simplifier, il associait le chlorure de sodium à l'eau et créait ainsi une *solution isotonique* à 4 o/°. Ces perfectionnements très réels ne purent ramener les chirurgiens vers la rachicocaïnisation, et l'anesthésie lombaire était pour longtemps condamnée, quand un chimiste français, Fourneau, découvrit la stovaïne.

Cette substance, douée d'une puissance anesthésiante un peu plus faible que celle de la cocaïne, est, par contre, beaucoup moins dangereuse et beaucoup plus facile à manier. *M. Chaput* eut le mérite de l'employer le premier pour l'anesthésie lombaire ; en mai 1904 (Société de biologie) et en octobre de la même année (Société de chirurgie), il apportait des statistiques très encourageantes. Depuis, de nombreux chirurgiens l'ont imité, tant en France qu'à l'étranger. Dans notre région angevine, il ne semble pas que la rachistovaïnisation ait trouvé d'adeptes. Longtemps rebelle pour ma part à ce mode d'anesthésie, je n'y ai eu recours que depuis peu. Les résultats que j'ai obtenus sont assez satisfaisants pour que j'aie le désir de vous les communiquer et de vous indiquer, en même temps que la technique de la rachistovaïnisation, ses avantages et ses inconvénients, ses indications et ses contre-indications.

Technique. — Cette technique est bien simple. Elle nécessite comme *instruments* une seringue de Luer et une aiguille à ponction lombaire. Chaput préconise une aiguille à trou latéral, qui a l'avantage de ne pas faire emporte-pièce et de ne pas se boucher. J'ai toujours employé jusqu'ici l'aiguille de Tuffier, à biseau moyen, en y laissant un fil d'argent qui fait mandrin et qu'on peut mobiliser pour déboucher l'aiguille, si le liquide céphalorachidien ne vient pas.

La solution employée est à 10 °/o de stovaïne pure, additionnée de chlorure de sodium. Les ampoules que j'ai utilisées m'ont été fournies par M. Billon. Une seule fois, je me suis servi de la solution alcoolique à 4 °/₀ de la même maison, mais je n'en ai pas été satisfait. Il est vrai que le malade, grand nerveux, était un fort mauvais sujet pour toute anesthésie lombaire.

Quelle que soit la solution, on doit en charger la seringue de la quantité voulue, chasser soigneusement l'air et déposer l'instrument sur une compresse stérilisée.

On procède alors à la ponction lombaire. Le *malade est assis* sur le bord de la table opératoire, les pieds reposant sur un escabeau. Il doit se courber en avant, faire le gros dos pour agrandir l'espace intervertébral. S'il est trop souffrant, on peut, un peu moins facilement toutefois, utiliser le décubitus latéral. *L'espace choisi* est ordinairement le troisième lombaire, mais le quatrième, ou même le deuxième peuvent être ponctionnés également dans certains cas. Le point de repère important, le seul à vrai dire, est la quatrième apophyse épineuse lombaire ; elle se trouve précisément sur la ligne qui réunit les deux crêtes iliaques ; à moins d'obésité trop considérable, on doit donc la sentir et la marquer à l'ongle assez facilement.

La région doit être lavée soigneusement au savon, à l'alcool, à l'oxycyanure, et le doigt, ou mieux l'ongle du doigt, repérant bien la quatrième apophyse, on enfonce l'aiguille juste au-dessus de la vertèbre. Quelques-uns font la ponction latérale. Je l'ai toujours pratiquée sur la ligne médiane; à peu près constamment je l'ai réussie du premier coup. Dans les premiers cas j'insensibilisais la peau et les parties molles lombaires, soit avec du chlorure d'éthyle, soit avec un peu de cocaïne. Maintenant je ne fais plus d'anesthésie locale préalable.

Lorsqu'on enfonce l'aiguille correctement, on la sent progresser et tout d'un coup elle perfore la lame résistante des ligaments jaunes; encore un peu plus loin et elle doit atteindre le réservoir rachidien.

De deux choses l'une : on voit ou non sourdre le liquide.

Si rien ne sort, il faut mobiliser légèrement, enfoncer ou retirer un peu l'aiguille, la déboucher avec le mandrin, aspirer avec une seringue. Dans quelques cas, il suffit de tourner l'aiguille pour voir apparaître le liquide. Enfin, si la ponction, malgré ces artifices, reste blanche, il n'y a qu'à la recommencer. Dans deux cas, j'ai eu beau la refaire en plusieurs endroits, je n'ai pu retirer de liquide céphalorachidien et j'ai dû renoncer à l'anesthésie lombaire. Ces deux cas concernent deux maux de Pott anciens, tous deux avec déformations rachidiennes accusées.

Si le liquide sort, on peut constater qu'il s'écoule de différentes façons suivant les individus, tantôt en jet, tantôt en gouttes plus lentes. Il est bon d'en laisser écouler une certaine quantité. Pour apprécier cette quantité, on manque de bases précises ; les malades, en effet, n'ont pas tous la même tension intrarachidienne et 10 ou 15 centimètres cubes évacués pourront produire une décompression très différente suivant les individus. On a voulu tourner la difficulté en ramenant tous les malades à la même tension, celle qui correspond à l'écoulement goutte à goutte. Pour cela, chez ceux qui ont un jet, on laisse couler jusqu'à ce que le liquide sorte par gouttes intermittentes et, à partir de ce moment, on évacue encore une dizaine de centimètres cubes.

La seringue chargée est alors ajustée à l'aiguille ; on la remplit avec le liquide céphalorachidien et on voit immédiatement la solution stovaïnique devenir opalescente, ce qui tient à la précipitation partielle de la stovaïne en milieu alcalin. Très souvent on n'a pas besoin d'aspirer et on voit le liquide rachidien refouler le piston par sa tension propre [1].

---

[1] Ceci montre bien que l'injection n'est pas toujours faite dans les mêmes conditions de pression.

Il ne reste plus qu'à pousser l'injection avec lenteur. On attend quelques instants après l'évacuation de la seringue et on retire l'aiguille rapidement. Un peu de collodion ou de stérésol, ou même une simple compresse aseptique sur l'orifice de la ponction et le malade est remis en position horizontale. On a conseillé, pour les opérations ano-périnéales, de laisser le malade assis quelques instants pour permettre aux solutions lourdes de tomber dans le cul-de-sac arachnoïdien et d'agir plus énergiquement et plus isolément sur les seules paires nerveuses dont l'anesthésie est nécessaire. Par contre, la position horizontale immédiate avec bassin surélevé faciliterait les anesthésies hautes. Limitant volontairement, du moins pour l'instant, les indications de la rachianesthésie, j'ai beaucoup moins cherché à élever le niveau de l'anesthésie qu'à la rendre complète sur les zones inférieures où devait porter mon intervention ; je n'ai donc pas eu à élever le bassin ou à employer le plan incliné.

Au cours de la ponction lombaire, en dehors de la ponction blanche sur laquelle j'ai déjà insisté, on peut provoquer une douleur assez brusque et vive dans un des membres inférieurs. Un nerf a été touché, piqué. C'est là un incident sans importance, ou du moins jugé tel jusqu'à maintenant. Dans certains cas, on voit s'écouler du sang à la place du liquide céphalorachidien, tantôt du sang pur, tantôt du liquide rachidien coloré. Il faut attendre que celui-ci soit absolument limpide pour l'aspirer dans la seringue et le refouler. Ordinairement il suffit de retirer un peu l'aiguille pour faire cesser l'écoulement sanguin. Si l'écoulement continuait malgré tout, il faudrait recommencer la ponction dans un autre endroit.

Marche et modalités de l'anesthésie stovaïnique lombaire

Presque aussitôt après l'injection, les premiers symptômes se manifestent par des fourmillements dans les membres inférieurs; puis, peu à peu, dans un temps qui varie de deux à dix minutes, l'anesthésie envahit d'abord le périnée, la région anale, les organes génitaux externes; en second lieu, les pieds, puis les jambes, les cuisses deviennent progressivement insensibles. La marche et le degré de l'anesthésie devront être recherchés sans éveiller l'attention du malade; on prendra, par exemple, la peau de la région opératoire avec une pince de Kocher, mais on se gardera de demander au patient s'il souffre; cette simple question peut, en effet, suffire, surtout chez les nerveux, à transformer une sensation tactile en douleur véritable.

Une fois l'anesthésie établie, elle dure trois quarts d'heure une heure et plus. On a tout le temps de pratiquer des interventions longues et délicates.

Quelle sorte d'anesthésie est produite par la stovaïne lombaire? Il s'agit d'une analgésie simple, parfois d'une insensibilité à la douleur avec conservation du tact. Toutefois, comme le remarque Kendirdjy, avec la stovaïne la sensibilité tactile disparaît elle-même beaucoup plus souvent qu'avec la cocaïne. « On dirait que la région anesthésiée n'appartient plus au malade; il ne peut y localiser aucune sensation et toute réaction musculaire, aussi bien volontaire qu'involontaire, y est éteinte. »

La sensibilité à la chaleur disparaît en tant que sensation douloureuse; dernièrement j'ai eu l'occasion d'opérer une fistule de l'espace pelvi-rectal supérieur au thermo-cautère; non seulement le malade ne souffrait pas, mais il accusait une sensation agréable.

Un caractère important vient compléter la description de l'anesthésie stovaïnique : c'est celui de la paraplégie. Cette paralysie des membres inférieurs est plus ou moins complète; ordinairement, nous l'avons vue totale; les malades ne sentaient plus ni ne pouvaient remuer leurs jambes. Cette paraplégie est des plus utiles au point de vue opératoire; tout réflexe étant aboli, on comprend avec quelle facilité on pourra intervenir dans une réduction de fracture, combien il sera aisé de maintenir les fractures réduites pendant que le plâtre sèche. Il n'y a plus à redouter les agitations du malade, les secousses musculaires, comme après le sommeil chloroformique. La stovaïne réalise donc une véritable section physiologique de la moelle dont les effets sont précieux pour la chirurgie des membres inférieurs.

La localisation et l'étendue de l'anesthésie ne peuvent être comprises que si l'on fait l'anatomie des racines rachidiennes ; nous rappellerons seulement que les quatrième et troisième paires sacrées innervent les organes génitaux externes et le périnée ; les deuxième et première sacrées et les lombaires commandent les membres inférieurs. La ponction lombaire porte directement l'agent anesthésiant au contact même de toutes ces racines ; il est donc tout naturel que les régions innervées par elles soient les premières et le plus facilement insensibilisées.

Pour les paires plus élevées, qui correspondent au tronc, au thorax, voire même à la tête et au cou, la stovaïne agit en se diffusant dans le liquide céphalorachidien. Cette diffusion est d'autant plus facile et rapide que la dose de stovaïne est plus grande. Chaput admet que l'anesthésie varie de la façon suivante, selon les doses. Avec 3 centimètres cubes le périnée, l'anus, les bourses, la verge, les pieds sont anesthésiés. Avec 5 centimètres cubes l'anesthésie remonte sur tout le membre inférieur et gagne la région inguinale ; c'est la dose pour les hernies. Avec 6 centimètres cubes on peut intervenir sur l'abdomen, et avec 8 ou 10, sur le thorax, le membre supérieur et même sur la tête, au bout de dix ou quinze minutes.

Les variations dans l'étendue et dans l'intensité de l'anesthésie sont en rapport, non seulement avec la dose de stovaïne, mais encore avec la nature de la solution. C'est ainsi que les solutions alcooliques plus diffusibles auront un

champ d'action plus étendu. On peut aussi par l'inclinaison
du malade faciliter l'extension de l'anesthésie. Enfin, il y a
un facteur individuel extrêmement important ; c'est ainsi
que chez les sujets jeunes, impressionnables, chez tous les
nerveux, on pourra observer avec les doses habituelles soit
des échecs complets, soit une anesthésie imparfaite. Cela
est dû à ce qu'ils transforment avec la plus grande facilité
une sensation tactile simple en douleur plus ou moins
pénible. Chez un de mes malades, opéré de hernie, il suffi-
sait de faire respirer un peu d'acool et d'occuper ainsi l'attention pour pouvoir opérer à l'aise.

Accidents et complications. — Avantages de la méthode

La méthode si séduisante de la rachistovaïnisation ne va
pas cependant sans la possibilité de certains accidents ou
complications véritables.

Au cours de l'opération, on peut observer des *modifi-
cations du pouls*. Sur une vingtaine d'anesthésies, nous
ne l'avons vu changer d'une façon notable que deux
fois. Dans les deux cas il s'agissait de malades nerveux
ayant eu 4 centigrammes de stovaïne. L'un d'eux eut les
symptômes immédiats de pâleur, la faiblesse du pouls ;
mais je suis convaincu que chez lui, l'émotion et la peur
jouèrent le plus grand rôle. Le second eut le pouls ralenti
à 5o sans aucun autre phénomène inquiétant. Ce ralen-
tissement du pouls est signalé par la plupart des chirurgiens, mais il est ordinairement associé à la pâleur du
visage et à la tendance lipothymique. Chaput recommande,
dans ces cas, de faire une injection de caféine, 4o centigrammes d'un seul coup. *Une syncope* peut en effet se produire et il vaut mieux la prévenir que d'avoir à la traiter.
Des syncopes ont été observées ; la mort est même survenue
dans quelques cas, mais chez des malades âgés, cachec-

tiques et avec des doses élevées de stovaïne. Je ne crois pas que 4 centigrammes aient produit d'accidents mortels dans la catégorie de malades auxquels, dans mon esprit, est destinée l'anesthésie lombaire. D'ailleurs les syncopes graves peuvent être traitées efficacement par des injections souscutanées de caféine et intraveineuses de sérum. Il n'en est pas moins vrai que, si ces accidents syncopaux étaient fréquents, ils feraient à la méthode un tort considérable. Si je m'en rapporte au livre de mon ami Kendirdjy, j'y vois que les accidents, au moment de l'opération, sont nuls ; la syncope n'y est même pas signalée ; mais sa statistique ne compte que des opérations basses, faisables avec une faible dose de stovaïne, 4 à 5 centigrammes. Si maintenant je parcours les derniers articles de Chaput, je constate qu'il a tenu à s'armer contre le péril redouté de la syncope ; c'est donc qu'il a eu à le combattre et cela a plusieurs reprises. Sans doute il sait le vaincre, il nous apprend à l'imiter ; mais le fait même de la possibilité d'accidents sérieux au cours d'une intervention serait de nature à refroidir l'enthousiasme, si ces accidents n'étaient dus à des doses élevées et s'ils ne se produisaient au cours d'opérations hautes et graves. Les deux cas personnels que Chaput cite concernent en effet une femme ayant reçu une forte dose de scopolamine et une malade très déprimée atteinte d'occlusion intestinale aiguë. Chez la première, il est assez difficile de savoir ce qui revient à la scopolamine ou à la stovaïne; dans le second, la stovaïne pouvait avoir des dangers ; mais le chloroforme n'en aurait-il pas eu autant ? Je me souviens d'avoir vu, deux fois, à Paris, des malades en état d'occlusion mourir sur la table à la suite d'un vomissement chloroformique.

Il est vrai que les *vomissements* peuvent survenir aussi au cours de l'anesthésie stovaïnique, surtout dans les laparotomies ; mais ils sont relativement rares et ils ne risquent pas d'envahir les voies aériennes.

Les complications post-opératoires sont les suivantes :

1° *La température* présente fréquemment une élévation de 1°,1°5, le 1er et le 2e jour ; elle redevient normale dès le 4e jour. Ce trouble thermique n'a pas grande importance en lui-même ; cependant il gêne un peu dans l'appréciation des symptômes et de leur relation avec l'acte opératoire. Il peut faire croire à une légère infection qui n'existe pas, ou la masquer, la faire méconnaître si elle existe. On sera, en effet, tout naturellement porté à attribuer à la stovaïne le ou les degrés dépassant la normale.

2° *La céphalée* est très rare, dit Chaput, si on a fait l'évacuation préalable. Dans les cas où elle existe, elle constitue un inconvénient de la méthode, moins prononcé, sans doute, qu'avec la rachicocaïnisation, mais toutefois réellement pénible pour le malade. Je l'ai observée deux fois ; elle a disparu d'elle-même, sans ponction nouvelle, au bout de trois jours. Quand elle persiste ou qu'elle est d'emblée violente, le meilleur traitement consiste à retirer 20 ou 3o centimètres cubes de liquide céphalorachidien. La position horizontale est également recommandée.

3° *Des paralysies variées* ont été signalées : paraplégie, monoplégie, surtout paralysies de la sixième paire cranienne Le caractère commun à tous les troubles est d'être temporaire et curable spontanément. Leur pathogénie est bien obscure ; on a invoqué surtout l'imprégnation plus accentuée de certains centres par la stovaïne, ou encore l'hystérie. Dans certains cas, il a pu se produire une hémorrhagie nucléaire, ou corticale, due à l'hypertension du liquide céphalorachidien. C'est ainsi que Chaput a observé une hémiplégie tardive, d'origine corticale, chez un vieillard de 7o ans. Ces paralysies, bien qu'ordinairement temporaires, sont un avertissement à ne pas trop étendre les indications de la méthode. Je n'ai pu vérifier, malheureusement, si leur apparition et leur fréquence sont en rapport avec la dose de stovaïne. Pour ma part, j'ai observé un cas très curieux de paralysie radiale, survenue au 4ᵉ jour chez une femme de 60 ans à qui j'avais pratiqué une périnéorrhaphie. Mon excellent ami, le Dʳ Turlais, pensa à l'hystérie ; les troubles durèrent un mois et disparurent spontanément.

4° *La rétention d'urine* a été signalée assez souvent et je l'ai observée après une opération de hernie chez un malade de 55 ans.

5° *Les morts tardives* peuvent survenir du fait d'une de ces apoplexies des centres nerveux auxquelles j'ai fait allusion plus haut ; je n'en connais pas de cas. *L'infection méningée* a été signalée dans au moins deux autopsies, l'une par Sonnemburg, l'autre par Kendirdjy. Dans la première, il s'agissait d'une infection généralisée à point de départ péritonéal ; la ponction lombaire a peut-être déterminé la fixation microbienne dans les méninges ; le cas rapporté par Kendirdjy paraît imputable à une faute d'asepsie. Il semble bien qu'en nous entourant des précautions convenables nous puissions éviter de pareilles inoculations ; mais nous devons néanmoins retenir ces faits. Ils nous engagent à ne point trop précipiter notre jugement sur la nouvelle anesthésie lombaire.

Tels sont les complications, les dangers, les inconvénients de la méthode.

Il semble inutile de faire ressortir, par contre, *ses avantages* et ceux de l'anesthésie lombaire en général. Combien peu parmi nous resteraient impavides devant la perspective d'être endormis au chloroforme ou à l'éther? N'est-ce pas une formule courante, parmi les médecins et parmi les malades, que la chose la plus redoutée dans l'acte opératoire n'est pas l'opération elle-même, mais bien l'anesthésie générale. Avec l'injection lombaire, il n'y a plus de ces craintes, du moins chez les sujets normaux. Le malade, sachant qu'il ne sera pas endormi, aborde sans effroi l'intervention et le chirurgien éprouve une satisfaction et un calme incomparables, pendant que son bistouri travaille, à entendre la voix rassurante du patient.

L'opération finie, celui-ci n'a *aucun choc*, aucun épuisement. Il ne souffre pas et rien n'empêche de l'alimenter immédiatement, du moins après les opérations extrapéritonéales. Chaput fait remarquer qu'après les laparotomies, il vaut mieux laisser le malade sans nourriture pendant quelques heures. *Les vomissements* postopératoires sont très rares, lorsque le péritoine n'a pas été ouvert.

L'*albuminurie*, assez fréquente avec le chloroforme, ne se produit pas après la rachistovaïnisation

L'*appareil respiratoire* n'est pas compromis et il n'y a pas à redouter de bronchopneumonie comme avec l'anesthésie générale.

Comme le fait remarquer Kendirdjy, la rachistovaïne a un autre avantage d'un ordre moins scientifique, mais très réel : elle n'éparpille par les responsabilités, elle les condense dans les mains qui doivent effectivement les prendre, dans celles du chirurgien. Avec le chloroforme ou l'éther, l'opérateur passe une partie très importante de l'intervention, l'anesthésie, à un aide qui peut être inexpérimenté et qui, de fait, l'est souvent, dans la chirurgie d'urgence à domicile. La rachistovaïne confie anesthésie et opération au chirurgien lui-même ; en outre, elle supprime des aides. Le médecin traitant, au lieu d'être occupé au chloroforme, peut utilement participer à l'intervention.

Indications et contre-indications

Peu à peu, avec la multiplication des faits de rachistovaïnisation, nous arrivons à mieux connaître les avantages et les inconvénients de la méthode, à préciser davantage ses indications.

Dans un article récent, M. Chaput lui reconnaît des contrindications générales telles que l'âge avancé, l'état précaire des vaisseaux, la cachexie prononcée et les infections très graves, mais il fait remarquer que dans tous ces cas l'anesthésie générale est également bien dangereuse.

Quelles sont les régions à opérer avec la rachistovaïnisation ? Nous avons vu que l'insensibilité pouvait remonter jusqu'à la tête et que par conséquent presque toutes les opérations sont susceptibles d'être tentées avec ce mode d'anesthésie. Est-ce à dire qu'il soit prudent d'élargir ainsi la zone opératoire de l'anesthésie lombaire ? Je ne le crois pas et je suis même convaincu qu'il y a un grand danger à le faire. La paralysie motrice accompagne en effet celle de la sensibilité et il est bien évident qu'en insensibilisant une face, un cou, dépendant du plexus cervical on risque d'interrompre la fonction motrice de certains nerfs voisins tels que le pneumogastrique, le spinal, sans compter le phrénique plus facile encore à atteindre.

C'est même là le plus grand aléa de la méthode et la plus grave objection qu'on puisse lui faire et, s'il m'était démontré par une observation précise qu'une dose faible de 4 centigrammes ou au plus 5 centigrammes puisse diffuser jusqu'au bulbe et amener au moment de l'opération une paralysie même temporaire d'un nerf cranien ou du phrénique, je renoncerais immédiatement à la rachistovaïnisation. Heureusement il n'en est pas ainsi et il semble bien que les accidents ou les incidents opératoires soient causés par des doses élevées de 6 centigrammes et au-dessus. Si je m'en rapporte à ce que j'ai vu par moi-même, avec la stovaïne pure à des doses de 3 à 5 centigrammes l'anesthésie est très localisée et dépasse rarement l'ombilic ; j'ai même constaté, d'une façon à peu près générale, qu'avec ces doses, entre mes mains, elle était un peu moins étendue qu'on ne l'écrit d'ordinaire. Comme elle l'était assez pour me permettre mes opérations, je n'ai eu qu'à me louer de sa localisation.

Je n'ai jamais cherché, en effet, à pratiquer de laparotomies hautes, ou, à plus forte raison, d'opérations thoraciques ou cervicales. Nombreux pourtant sont les opérateurs qui l'ont fait avec succès. Je n'ai pas été tenté par leur exemple, pour plusieurs raisons. Dans les opérations intrapéritonéales, les vomissements ne sont point supprimés ; s'il y a des difficultés opératoires et que l'anesthésie ne soit pas parfaite, il peut en résulter des plaintes ou des mouvements troublant le chirurgien ; pour tourner la difficulté, on a associé la scopalamine à la stovaïne, ou augmenté la dose de cette dernière, mais alors les dangers deviennent plus menaçants et les alertes plus fréquentes.

Je conclurai donc en disant que la rachistovaïnisation est une méthode délicate, dont les dangers semblent en rapport avec la dose de substance employée, et qu'il y a grand intérêt à ne pas trop étendre son champ d'action. Elle sera particulièrement utile dans les opérations *sur le périnée, l'anus et le rectum*, sur les *organes génitaux externes*[1], sur la *prostate*, les *vésicules séminales*, la *vessie*, surtout quand on choisira la voie périnéale. L'urétrotomie interne se fait ordinairement à l'anesthésie locale ; mais les *opérations externes sur l'urètre*, principalement les résections, les autoplasties, les urétrostomies périnéales, seront très facilement pratiquées sous la rachistovaïne. Il en est de même de la *chirurgie des membres inférieurs*, et j'ai déjà montré combien la paraplégie a d'avantages dans ce dernier cas.

---

[1] Pour les interventions sur les tuniques des bourses, la vaginale, le testicule et le cordon, l'anesthésie locale suffit parfaitement et la stovaïne lombaire, quoique très efficace, est inutile

Nos cas personnels de rachistovaïnisation sont au nombre de 23, ainsi répartis par organes :

Rectum. . . . . . . 1 dilatation anale pour fissure.

1 dilatation anale et résection d'hémorrhoïdes.

1 résection d'un prolapsus rectal et périnéorrhaphie.

2 résections d'un cancer rectal, l'une chez un homme jusqu'au cul-de-sac de Douglas, l'autre chez une femme avec résection de la partie inférieure du vagin.

1 fistule pelvi-rectale supérieure.

Périnée . . . . . 2 périnéorrhaphies simples.

1 périnéorrhaphie avec suture des releveurs.

Utérus. . . . . . 1 curetage.

Vulve . . . . . . 1 esthiomène.

Urètre. . . . . . 1 urétrostomie interne aux quatre angles avec l'urétrostome d'Albarran.

1 urétrostomie périnéale.

1 résection d'une moitié du gland et du prépuce épithéliomateux.

Canaux déférents. 1 résection des deux canaux déférents.

Testicules . . . . 3 hydrocèles avec inversion de la vaginale.

1 castration pour tuberculose.

Hernies . . . . . 2 inguinales.

Membres inférieurs. 2 redressements d'ankyloses tibio-tarsiennes avec ténotomies.

Outre ces cas, nous avons eu deux échecs de la piqûre chez d'anciens pottiques.

Parmi eux, nous avons eu deux échecs de l'anesthésie, qui fut incomplète chez un malade atteint de hernie inguinale et qui dura insuffisamment chez le malade atteint de cancer du rectum.

Nous avons eu comme suites à noter :

1 paralysie radiale.

2 cas de douleurs dans les jambes ayant vite disparu.

Dans tous les autres cas, la méthode a été très séduisante.

Angers. imp. Germain et G. Grassin. — 1011-8.

108